国家"十三五"重点规划图书

老年人营养与健康

营养与食品安全科普系列读物

国家食品安全风险评估中心 组织编写

张坚 主编

U0299052

中国质检出版社
中国标准出版社
北 京

图书在版编目（CIP）数据

老年人营养与健康 / 张坚主编. — 北京：中国质
检出版社，2019.3

（大质量 惠天下. 全民质量教育图解版科普书系）

ISBN 978-7-5026-4695-0

I.①老… II.①张… III.①老年人－饮食营养学－
普及读物 IV.①R153.3

中国版本图书馆 CIP 数据核字 (2018) 第 277203 号

老年人营养与健康

出版发行：中国质检出版社　中国标准出版社

地　　址：北京市朝阳区和平里西街甲2号（100029）

　　　　　北京市西城区三里河北街16号（100045）

电　　话：总编室：（010）68533533　　　发行中心：（010）51780238

　　　　　读者服务部：（010）68523946

网　　址：www.spc.net.cn

印　　刷：中国标准出版社秦皇岛印刷厂印刷

开　　本：880×1230　1/32

字　　数：71千字　　　　　　　　　　印张：3

版　　次：2019年3月第1版　　　　　　2019年3月第1次印刷

书　　号：ISBN 978-7-5026-4695-0

定　　价：22.00元

《营养与食品安全科普系列读物》
编委会

《老年人营养与健康》
编委会

主　　编：张　坚

副　主　编：贾珊珊　满青青

编　　委：李裕倩　陈　思　陶婉亭

　　　　　宋鹏坤　柳　桢

序 言

　　党中央国务院高度重视国民营养健康和食品安全工作，颁布了一系列文件，并作出了一系列决策部署。为认真落实中央文件和决策精神，按照《"健康中国2030"规划纲要》《国民营养计划（2017—2030年）》和《食品安全战略》的总体要求，围绕国家布局、工作目标和国民需求，结合国民营养健康和国家食品安全工作面临的新形势、新任务、新要求，加强国民营养健康和食品安全工作的有机融合和互动共进，坚持理念和目标导向，在全体国民中大力普及营养健康与食品安全知识，以构成政府、市场和社会三者互动的国民营养健康及食品安全工作现代治理体系，圆满完成党中央国务院交给的各项任务，显得尤为重要。

　　为推动国民营养健康和食品安全科学知识的普及，为公众提供个性化的精准指导，切实提升百姓营养健康与食品安全素养，以适应健康中国建设、国民营养和食品安全工作大局的需要，国家食品安全风险评估中心组织专家，围绕公众营养健康、食品安全知识科普宣教和风险交流，以《国民营养计划（2017—2030年）》《中国居民膳食指南》和食品安全知识为基础，结合地方食物资源、饮食习惯和传统食养理念，编写了适合于不同地区、不同人群的营养与食品安全科普系列读物。

本系列科普读物包括食物与营养、营养与健康、营养与疾病、运动与营养、食疗养生等内容，目标人群涉及贫困人群、运动人群、特殊工种人群、集体用餐人群及老、中、青、妇女、婴幼儿等。为提升读物效果，我们注重循序渐进和急用先编，坚持在科学的基础上选题和编写，在创新且通俗易懂上下功夫，初步确定先期编著《老年营养与健康》《40个月的生命奇迹》《贫困地区营养与食品安全》《小标签大健康》《"挑食"宝典——饮食营养与安全》及《食源性疾病知多少》等图文并茂的科普读物，包括大量的营养健康和食品安全的基础知识，以作为普及和入门读本，同时为第二期系列科普读物打下基础。

目标既定，初心难忘。按照习近平新时代中国特色社会主义思想要求，以健康是人民对美好生活向往的第一等大事和写好健康这个"1"为己任，以营养和食品安全这个古老而又崭新的话题为内涵，努力推陈出新，以知识普及和认识提高来推动国民营养健康和食品安全工作取得化学反应和预期效果。如是，不枉我们全体编委的初衷和心血。

是为序。

《营养与食品安全科普系列读物》编委会

2018年9月

前　言

营养健康状况是反映社会经济发展和卫生服务水平的重要指标，与人民生活的幸福感密切相关。我国已经进入老龄化社会，65岁及以上老年人口数量接近1.6亿人，占总人口比例超过11%。随着国民经济的快速增长、食物供应的日益丰富和医疗卫生服务水平的不断提高，老年人营养健康状况出现了明显改善。全国营养与健康监测资料显示，近10年来，我国老年人群中的低体重率、贫血率大幅度降低，特别是在农村，老年人营养状况的改善更加明显。然而，劳动能力降低、经济收入减少、慢性疾病缠身以及丧偶、空巢等客观因素使得老年人的营养健康问题依旧严峻，特别是高龄、多病共存的老年人，因食物摄入不足与失衡所致的能量、蛋白质摄入不足、微量营养素缺乏，进而表现出贫血、低体重等营养问题十分普遍，并严重影响着疾病的治疗、康复和生活质量，给家庭和社会带来沉重负担。

政府和社会各界已经充分认识到老龄化给国家发展和人民生活带来的挑战。2016年，中共中央、国务院印发的《"健康中国2030"规划纲要》中明确指出，"全民健康是建设健康中国的根本目的"，而老年人则是需要关注的重点人群。国务院在2017年6月发布的《国民营养计划（2017—2030年）》中专门提出了针对老年人群的营养改善行动计划；在2014年1月发布的《中国食物与营养发展纲要（2014—2020年）》中特别提出："开展老年人营养监测与膳食引导，科学指导老年人补充营养、合理饮食，提高老年人生活质量和健康水平"。这些政策文件为改善老年人的营养健康状况指明了方向。

然而，从健康服务的供给侧看，医疗卫生服务与养老机构在提供老年人营养支持方面的能力明显不足，许多基层卫生机构、老年服务机构人员普遍缺乏营养知识和技能，不了解老年营养领域的最新进展，难以满足老年人在营养健康方面的特殊需求。

本书以老年人群中存在的主要问题为导向，深入浅出地介绍了老年人的生理状况和营养需求特点，着重从科学道理和实践技术方面阐述了如何掌握膳食平衡基本原则，合理选择食物，进行适宜运动，营造温馨进餐氛围，建立良好生活方式等内容，为基层医疗卫生服务工作者、养老机构服务人员和大多数老年人提供了浅显易懂的膳食营养改善新知识和实用技术。

膳食营养是老年人健康的基石，与老年人生活质量、家庭幸福、个人和社会医疗负担都有着密切关系，对实现成功老龄化，促进社会稳定、和谐发展具有重要意义。希望社会各界凝心聚力，积极实践"健康中国，营养先行"的理念，为实现成功老龄化而努力。

由于编者水平有限，出现疏漏在所难免，敬请读者批评指正。

编者

2018年9月

目录

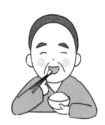

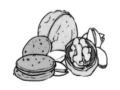

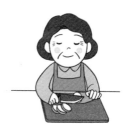

三、高龄和有特殊饮食需求老年人应注意的营养问题

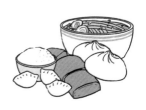

四、老年患者的饮食

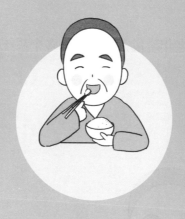

一、老年人生理特点和膳食营养原则

1. 老年人的生理特点有哪些?

答:进入老年阶段,人身体的多个系统发生明显改变:

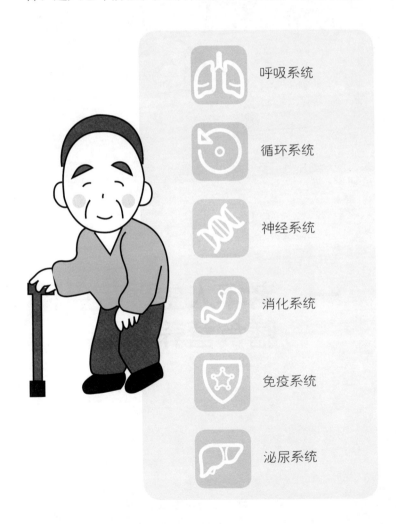

呼吸系统

循环系统

神经系统

消化系统

免疫系统

泌尿系统

（1）呼吸系统：老年人呼吸肌萎缩，胸廓变形、呼吸频率及深度受限；肺组织萎缩，毛细血管减少，弹性减退，易形成老年性肺气肿。

（2）循环系统：老年人心脏组织产生明显的退行性变化，血管弹性纤维减少，发生动脉粥样硬化，造成管腔变硬和狭窄，易引起老年人血压增高，心肌缺血。

（3）神经系统：脑细胞逐渐萎缩，大脑体积缩小、脑组织氧供应不足，出现记忆力减退，视力和听力减弱、反应迟钝及运动不准确等功能衰退的表现。

（4）消化系统：肝脏缩小，胃肠黏膜萎缩，消化腺分泌减少，蠕动减弱，容易引起消化不良。

（5）免疫系统：老年人各种类型的淋巴细胞数量比例失调，使机体防御感染的能力减弱，自身稳定功能紊乱和免疫监视功能减退。

（6）泌尿系统：肾脏萎缩，使肾清除率下降，对电解质的排泄减少，调节水盐平衡功能降低。

以上这些变化都影响着老年人对食物的消化、吸收和利用，是改善老年人营养状况和维护健康必须注意的问题。

2. 老年人味觉差如何提高食欲？

答：要想提高老人的食欲，我们先了解一下引起老人味觉差的原因。

引起老人味觉差的原因

● 味觉随年龄的增长而衰退，这比嗅觉更加明显。

味觉的产生是由舌头、软腭、咽喉和食管上部多丛神经共同作用的结果。随着年岁的增加，舌前1/3部位的味蕾明显减少，50岁前就大约减少了50%，所以老年人总会觉得食物没味儿，没有食欲。

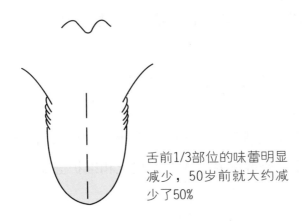

舌前1/3部位的味蕾明显减少，50岁前就大约减少了50%

● 味蕾功能的损伤。

吸烟、喝热饮、鼻和鼻窦炎、抗生素、化学品和金属中毒、牙周病以及口腔炎症都会引起损伤。

● 大脑海马系统受损可能会影响味觉，其他脑部损伤也有可能造成这类情况。

● 病毒感染等疾病也会影响味觉。

● 锌是与味觉密切相关的一种营养素，体内锌缺乏会导致人的味觉异常，这也是老年人味觉功能下降的原因之一。

锌主要存在于牡蛎、动物肝脏、瘦肉、坚果等食物中。如果发现老年人味觉下降，可以在平时饮食中注意摄入上述富含锌食物，以改善味觉，增加食欲。但是，锌过量摄入会引起急性中毒反应，因此不要随意补锌。

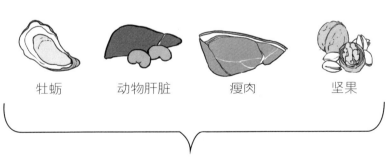

| 牡蛎 | 动物肝脏 | 瘦肉 | 坚果 |

富含锌的食物

提高老年人食欲的办法

● 调整生活习惯，老年人要尽量避免这些损伤。

● 可以通过改善食物的风味，提高食材的感官来刺激老年人的食欲。

在食材的选择上要选择新鲜、颜色鲜艳、风味多样的当季食物，注重食物的摆盘，保证食物的温度。

● 在进食方式上，应鼓励老年人在进食的时候进行充分的咀嚼。

这样可以破坏食物细胞壁，释放风味分子颗粒，能与味觉和嗅觉感受器相互作用，从而增加对香味的感觉。

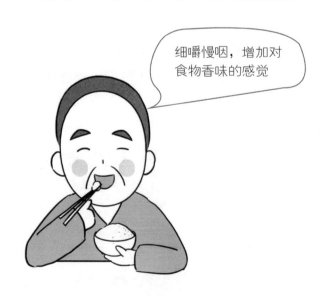

细嚼慢咽，增加对食物香味的感觉

3. 老年人怎样才能做到吃动平衡?

答：吃动平衡就是吃进的营养与用于维持生命活动消耗的营养之间的平衡。

吃平衡

老年人要根据自己的能量需要与运动状态来确定吃多少。活动多的，要多吃点；体重低的，也要多吃点；不太活动、爱静的，要少吃点。

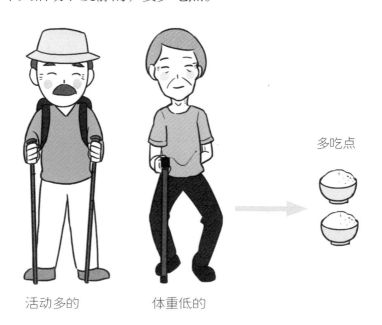

多吃点

活动多的　　　体重低的

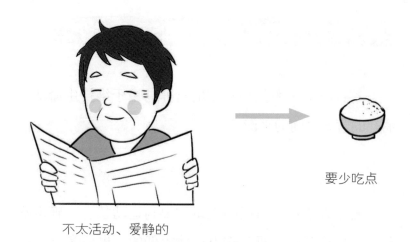

要少吃点

不太活动、爱静的

动平衡

根据自己身体的机能状况、体重变化确定运动目标与运动量。

经常称体重

最好每周称一次体重，参考正常的老年人体重范围，对饮食和运动进行及时调整。

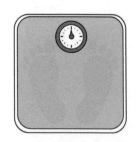

正常体重的参考范围=
[自己的身高（厘米）-105]×（1±10%）

4. 食物多样化对老年人健康有哪些好处？

答：食物多样化是保证各个年龄段人群，尤其是老年人均衡营养的关键。

营养全面

每种食物的营养物质都各有特点，单吃某种或某类食物，很难满足人体的营养需要。而通过各种食物互相搭配，可以在营养上取长补短，整个膳食的营养素组成就可以更加接近人体需要，有利于营养全面、平衡。

促进健康

老年人消化功能，尤其是咀嚼功能差，以及长期的膳食习惯，易使其偏向某种食物，从而导致某些营养物质偏少，而有些营养物质过多，不利于健康。 多样化的饮食对健康有累积保护效应，有助于预防营养不良、增强机体的抵抗力，促进老年人健康。

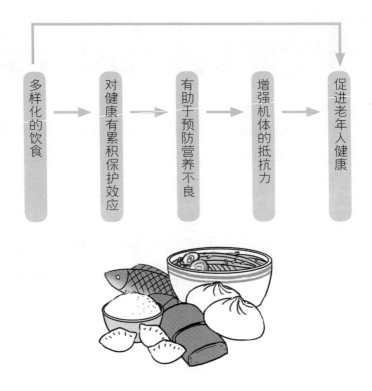

保障安全

种植和养殖过程中使用的化肥、农药、兽药等化学物质，会或多或少地在食物中残留，给饮食安全带来风险。食物品种增多，每种食物的食用量相应就少，食物中可能存在的对人体健康不利物质的摄入量也就减少。因此，食物多样化可以在一定程度上降低不安全食品带来的威胁。

5. 老年人是否吃得越少越好?

答:对于老年人,靠少吃并不能减少慢性疾病的危害,重要的是要科学合理。

(1)长期吃得少会带给老年人一系列健康危害,比如缺铁性贫血、体重减轻甚至消瘦、身体抗病能力下降、应激状态下(冷、热,情绪、环境变化,劳累等)耐受能力降低、伤口愈合缓慢、容易骨折等。

(2)进食量过少还可使肠蠕动减弱,导致便秘,老年人便秘可能会造成排便屏气用力,容易发生意外。

长期吃得少会带给老年人一系列健康危害

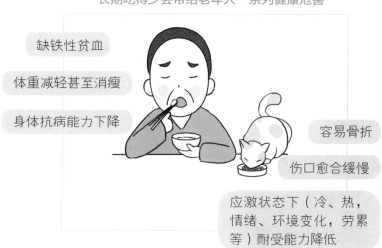

缺铁性贫血

体重减轻甚至消瘦

身体抗病能力下降

容易骨折

伤口愈合缓慢

应激状态下(冷、热,情绪、环境变化,劳累等)耐受能力降低

6. 老年人如何安排适宜的餐次和时间?

答:老年人就餐应以三次正餐为主,可酌情有2~3次加餐,少量多餐,选择易消化的食物,进食时间应相对规律。

少量多餐,选择易消化的食物,进食时间应相对规律

 (1) 起床:老年人一般早睡早起,在早晨起床半小时后吃早餐比较适宜。

 (2) 早餐:因为早餐距离前一晚餐的时间大约有12小时以上,体内储存的糖原消耗很多,应及时补充,避免出现低血糖反应。

 (3) 加餐:若早餐与午餐相距时间较长,宜于上午10点左右增加一餐零食。

 (4) 午餐:应吃好,种类丰富,饭菜量充足。

 (5) 晚餐:晚餐不宜吃得太晚。

 (6) 如晚上睡觉前有饥饿感,可以在睡前1小时~2小时加一餐零食。

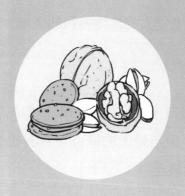

二、饮食建议

7. 为什么提倡老年人的食物要粗细搭配?

答:提倡老年人的食物要粗细搭配。

细粮的优缺点

通常认为白米和白面是细粮,细腻、口感好,消化吸收率较高,但是最大的缺点是营养损失多,长期吃容易引起营养素缺乏。

粗粮、杂粮的优缺点

粗粮、杂粮包括多种谷类和豆类食物,如小米、玉米、荞麦、大麦、燕麦、高粱、红米、黑米、大豆、蚕豆、绿豆、豌豆、赤豆、扁豆等。与细粮(大米白面)相比,口感差,消化吸收率低,但粗粮、杂粮中含有较多的膳食纤维、B族维生素、矿物质、植物化学物,有利于预防动脉硬化、便秘等疾病。

PK

粗粮、杂粮，包括多种谷类和豆类食物

- 口感差
- 消化吸收率低
- 含有较多的膳食纤维，B族维生素、矿物质、植物化学物，有利于预防动脉硬化、便秘等疾病

细粮（大米白面）

- 口感好
- 消化吸收率高
- 营养损失多，长期吃容易引起营养素缺乏

搭配食用粗细粮的好处

一方面能满足老年人对易于咀嚼消化食物的需要，另一方面也能获得必需的营养物质。每天吃粗粮至少50克，最好能吃到100克。

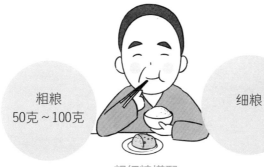

粗粮
50克~100克

细粮

粗细粮搭配

8. 老年人如何食用薯类食物?

答:老年人可以按以下方法食用薯类食物。

(1)作为主食。可吃红薯粥、红薯汤、煮红薯等作为早餐的主食。

(2)作为菜肴。如可将土豆制成各种精美的菜肴,炒土豆丝、土豆炒肉丝(青椒)、酸辣土豆丝、土豆烧(牛)肉、土豆炖排骨、土豆烧茄子、烧红薯等都是深受老年人欢迎的菜肴。

(3)作为零食。烤地瓜、红薯汤都是耐饥的零食。

红薯的多种吃法

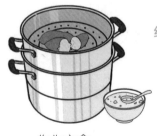

作为主食

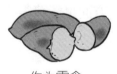

作为零食

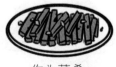

作为菜肴

9. 老年人如何食用蔬菜?

答:老人可以按以下方法食用蔬菜。

(1)吃多种蔬菜:保证每餐要有1~2种蔬菜,不同颜色的蔬菜经常轮换、搭配食用,最好深色蔬菜约占一半,特别是十字花科和葱蒜属类蔬菜,如小白菜、菜心、大白菜、甘蓝类、萝卜类以及葱蒜属类等。

(2)吃菌藻类食物:如木耳、香菇、蘑菇、银耳、紫菜等菌藻类食物富含植物多糖,在海产菌藻类(如紫菜、海带)中还富含碘。

(3)吃全蔬菜:不同部位的蔬菜营养价值相差很大,有些营养素在叶子和根茎部位的含量相差好几倍。所以,要尽可能吃蔬菜所有部位。

(4)尽量食用新鲜蔬菜:新鲜蔬菜的营养物质保留得最全,而腌制或长期放置不仅是使得养分流失,还可能产生有害成分。

(5)采用适宜的烹调方式:蔬菜应先洗后切、急火快炒、开汤下菜、炒好即食。对牙齿不好的老年人,可将蔬菜切碎捣烂,制成蔬菜浆或蔬菜泥,以适合其牙齿和胃肠功能。

10. 为什么建议老年人尽可能喝奶？

答：牛奶以其营养成分全面、含钙量高、机体吸收利用率高，被全世界公认为是优质钙和优质蛋白质的重要来源。食用奶及奶制品有利于维护骨骼健康。但目前我国多数老年人并没有饮奶的习惯，奶和奶制品仅提供了一小部分的膳食钙，没有发挥出维护骨骼健康的作用。

因此，需要鼓励更多的老年人经常食用奶及奶制品。

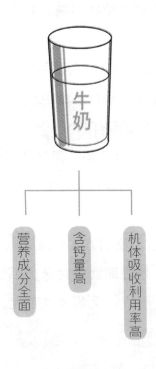

11. 老年人如何选用牛奶和奶制品？

答：老年人可按以下方法选用牛奶和奶制品。

（1）坚持选用多种奶或奶制品：老年人每日饮奶宜品种多样，可采用多种组合方式，例如鲜牛奶150克~200克和酸奶150克，或者全脂牛奶粉25克~30克和酸奶150克。

老年人每日饮奶宜品种多样，可采用多种组合方式

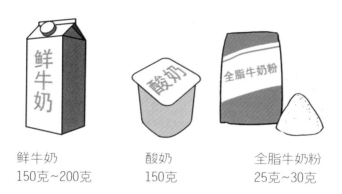

鲜牛奶
150克~200克

酸奶
150克

全脂牛奶粉
25克~30克

（2）乳糖不耐受者：在我国可能有2/3的老年人乳糖不耐受，食用牛奶后会引起腹痛、腹胀、腹泻、排气增多等不适症状。对这种情况应尽量避免空腹饮奶，每天少量、多次、进餐时喝奶可减轻乳糖不耐受症状，也可以换用酸奶、奶酪、加乳糖酶的奶制品。

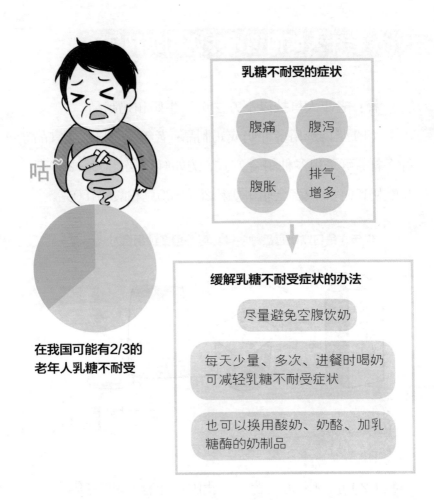

乳糖不耐受的症状

腹痛　腹泻

腹胀　排气增多

缓解乳糖不耐受症状的办法

尽量避免空腹饮奶

每天少量、多次、进餐时喝奶可减轻乳糖不耐受症状

也可以换用酸奶、奶酪、加乳糖酶的奶制品

在我国可能有2/3的老年人乳糖不耐受

（3）高血脂者：高脂血症是心血管疾病、糖尿病、痛风、肥胖等老年人易患慢性疾病的危险因素，可选用低脂或脱脂牛奶，在减少脂肪摄入量的同时仍能保证钙和优质蛋白的摄入。

12. 大豆及制品的营养特点对老年人健康有哪些益处?

答：大豆及其各类制品的营养很丰富且易于消化吸收，并且是我国居民喜爱的传统食物，十分适合为老年人补充营养。

大豆及制品的种类繁多

（1）大豆，包括黄豆、黑豆和青豆。

（2）大豆制品，通常分为非发酵豆制品和发酵豆制品两类。

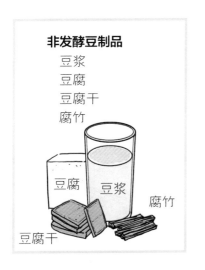

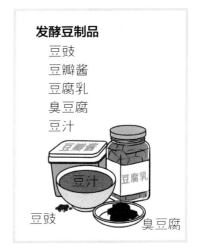

大豆的营养

①大豆制品是优质蛋白质的重要来源。大豆蛋白质含量为35%~40%，营养价值和动物蛋白相似，富含谷类蛋白缺乏的赖氨酸，与粮谷类食物配合使用，具有良好的营养效果。

②大豆中含丰富的磷、铁、钙等矿物质，维生素B_1、维生素B_2、烟酸等B族维生素以及一定数量的胡萝卜素和丰富的维生素E。

③大豆还含有大豆皂甙、大豆异黄酮、植物固醇、大豆低聚糖等有益于健康的成分。

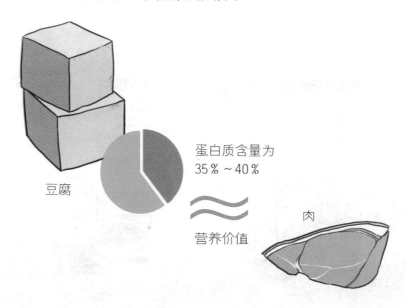

豆腐

蛋白质含量为
35%~40%

营养价值

肉

大豆制品的营养

大豆经过加工，可降低植酸等不利于营养素吸收的成分。特别是发酵后的豆制品，蛋白质部分分解，更容易消化吸收。某些营养素含量还有所增加，如微生物在发酵过程中合成的维生素B_2；大豆制成豆芽，除含原有营养成分外还含有较多维生素C，因此当新鲜蔬菜缺乏时豆芽是维生素C的良好来源。

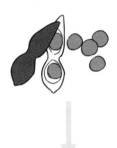

大豆的营养成分
——蛋白质；
——赖氨酸；
——磷、铁、钙等矿物质；
——维生素B_1、维生素B_2、烟酸等B族维生素；
——一定数量的胡萝卜素和丰富的维生素E；
——大豆皂苷、大豆异黄酮、植物固醇、大豆低聚糖。

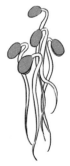

大豆制成豆芽，除含原有营养成分外还含有较多维生素C。

13. 老年人吃多少鸡蛋合适？

答：吃鸡蛋不仅不会损害健康，平均每天吃1个鸡蛋对健康是有益的。

（1）鸡蛋是一种营养价值很高的食品，含有丰富的优质蛋白质，并含有较多的维生素、矿物质以及卵磷脂等对人体有益的成分，且容易消化吸收。

（2）蛋黄中含有大量胆固醇，是其他动物性食品的数倍甚至数十倍。因此，有些人认为食用鸡蛋可使血脂升高，是导致冠心病的祸根，致使有老年人有"望蛋生畏"的恐惧心理，或养成只吃蛋清，丢弃蛋黄的习惯。

但是，科研研究却表明人体具有较强的调节机制，吃鸡蛋后并没有带来胆固醇的大幅度升高，更没有增加心脑血管疾病发生的风险。

许多研究资料显示：

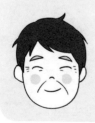
60～80岁的老人患动脉硬化、冠心病、高血压者，每天吃两个鸡蛋，连续3个月，未见血清胆固醇和血脂水平增高。

14. 为什么老年人要常吃适量的鱼、禽肉？

答：老年人要常吃适量的鱼、禽肉。

（1）鱼、禽肉中含有丰富的蛋白质，氨基酸组成与人体需要接近，属优质蛋白质；维生素含量较多，特别是脂溶性维生素和B族维生素含量丰富；铁、锌等微量元素含量丰富，消化吸收率也很高。

（2）老年人的消化功能减弱，咀嚼功能降低，食量减少，应选择营养丰富，易于消化吸收的食物。鱼、禽肉相对来讲容易咀嚼，易于消化，因此老年人应经常吃些鱼、禽肉类。

鱼、禽肉更适合老年人

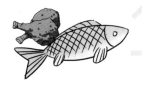

鱼、禽肉中含有丰富的蛋白质，氨基酸组成与人体需要接近，属优质蛋白质

维生素含量较多，特别是脂溶性维生素和B族维生素含量丰富

铁、锌等微量元素含量丰富，消化吸收率也很高

15. 为什么老年人要吃适量的瘦肉？

答：肉类食物中蛋白质、微量元素、维生素的含量较高，且吸收利用率高。老年人在有限的食量下要获得足够的营养，需要吃适量的肉类食物。老年人在选择肉类食物时，应注意挑选瘦肉，特别是畜肉类食物，更应该注意选择瘦肉。

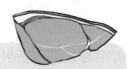

肉类食物特点：
- 蛋白质、微量元素、维生素的含量较高
- 含脂肪量较高，能量密度大，且更为细软

老年人需要吃适量的肉类食物：
- 吸收利用率高
- 适于咀嚼，但容易被过量食用，不利于控制体重和血脂等慢性疾病的危险因素

老年人在选择肉类食物时，应注意挑选瘦肉，特别是畜肉类食物，更应该注意选择瘦肉

16. 老年人为什么要减少烹调用油量？

答：老年人要减少烹调用油量。

（1）我国老年人食用油平均摄入量已经远远高于25克~30克的日推荐量。

（2）膳食脂肪中大约有一半来自烹调用油，因此，减少烹调用油量就成为减少膳食脂肪摄入量最有效可行的办法。

过多摄入脂肪的危害

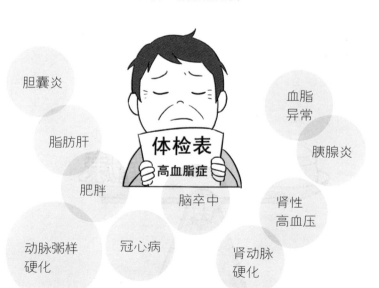

17. 老年人为什么要少吃盐？ 老年人的膳食如何做到清淡少盐？

答：老年人要少吃盐的原因：

（1）调查数据显示我国绝大多数老年人每天食盐摄入量大大超过了每日5克的推荐量。

（2）食盐摄入过多是造成高血压的危险因素。我国老年人中有超过一半的人患有高血压，这与盐摄取量过高有着密切的关系。

（3）随着年龄增加，味觉感知能力下降，老年人容易摄入过多的食盐，引起体内水、钠潴留，加重心肾负担，引起水肿。

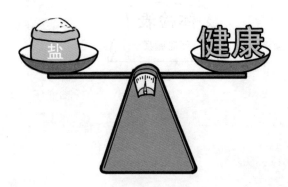

因此，应倡导清淡少盐膳食。

清淡少盐的饮食是指不油腻、少盐、不刺激的饮食，在具体做法上可注意以下几条：

（1）烹调菜肴时适量食用胡椒、花椒、五香调料、芥末等调料，在少盐的同时保持菜肴的口味。

（2）适当选择低钠盐（含有一定量的钾），调节钠的摄取。同时，有意识地吃些高钾低钠的食物：如苦荞麦、马铃薯、黄豆、红心萝卜、白菜苔、冬瓜、黄瓜、柑、橘、苹果等，这对控制体内钠水平会有所帮助。

（3）少用高钠食品：除食盐外，膳食钠盐的来源还包括味精、小苏打等高钠食品及酱油、酱菜、卤菜、咸菜、腌菜、泡菜、碱面、油条等含钠量高的加工食品，应尽量减少食用。

（4）自觉纠正"口重"的习惯："口重"者要自觉减少用盐量。老年人还要注意控制盐的实际摄入量，不可以口尝咸味为标准。因为老年人味觉减退，对咸味不敏感，当口感咸味时钠的摄入量往往已经超量了。

（5）利用食醋增加味道：烹制菜肴时放少许醋，可提高菜肴的鲜香味，减少用盐量。

18. 为什么吃点零食有益老年人健康?

答:对于正餐不能摄取充足的老人,除每日进食正餐外,适当吃点零食可以补充摄食的不足,增加能量的摄入,补充一些容易发生缺乏的微量营养素。

因此,适当吃点零食有益于老年人健康,在休闲的时候吃点零食还可以增加老年人的生活乐趣。

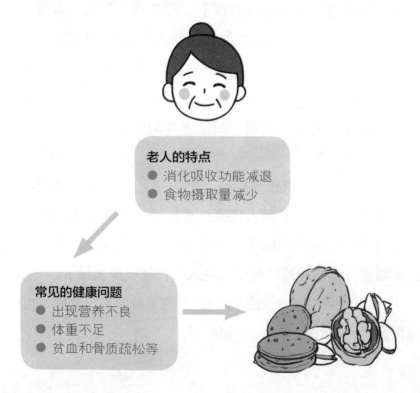

老人的特点
- 消化吸收功能减退
- 食物摄取量减少

常见的健康问题
- 出现营养不良
- 体重不足
- 贫血和骨质疏松等

19. 老年人怎样吃坚果?

答:建议老年人吃点坚果。

(1)老年人咀嚼能力下降,进食整粒坚果会有一定困难,可以做压碎、磨粉等预先加工,以适宜老年人的口腔功能。

(2)应注意多数坚果含油多,能量高,长期大量食用,并不利于健康。建议每周坚果食用量不宜超过70克。

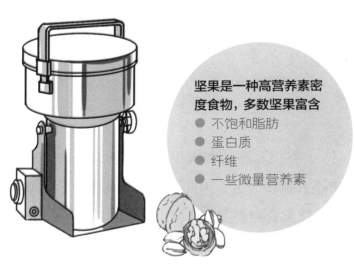

坚果是一种高营养素密度食物,多数坚果富含
- 不饱和脂肪
- 蛋白质
- 纤维
- 一些微量营养素

老年人吃坚果,可以用研磨机先打碎

20. 老年人是否要多吃富含膳食纤维食物？

答：鼓励老年人适量吃富含膳食纤维食物。

（1）膳食纤维主要是植物性食物中不能被人体消化道酶分解的碳水化合物，它有助于排除废物，保证肠道畅通，已被证实可以用来控制血糖过高，降低心血管疾病发生风险，与人体健康密切相关。

膳食纤维对老人的益处

 有助于排除废物

 保证肠道畅通

 用来控制血糖过高

 降低心血管疾病发生风险

（2）谷类、蔬菜和水果中含有膳食纤维，动物性食物中不含膳食纤维，因此，食用新鲜水果、蔬菜、豆类、全谷物类食物是增加纤维摄入量的最佳途径。精细加工的食物中膳食纤维含量低，水果榨汁后膳食纤维含量大大减少。因此，鼓励老年人适当多吃全谷类食物和新鲜的蔬菜、水果和豆类食物。

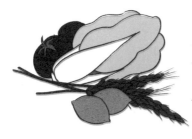

谷类、蔬菜和水果中含有膳食纤维
——精细加工的食物中膳食纤维
含量低；
——水果榨汁后膳食纤维含量
大大减少。

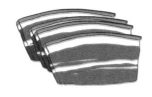

动物性食物
不含膳食纤维

鼓励老年人适当多吃全谷类食物和新鲜的蔬菜、水果和豆类食物。

（3）尽管膳食纤维有很多好处，但它也会与钙、铁、锌等矿物质和微量元素结合，减少这些营养素的吸收。对于年老体虚的老年人，膳食纤维的过量摄入会引起饱腹感，从而降低了食物总量的摄入，使得必需营养素，特别是微量营养素摄入不足。

（4）总的来说，老年人每天主食中三分之一是全谷物，蔬菜和水果食用总量达到500克，就能够满足对膳食纤维的需求。

21. 什么情况下老年人不宜饮酒?

答:以下情况老年人不宜饮酒。

(1)老年人服药期间不应饮酒,酒精通过影响药物的吸收及代谢,降低药效或增加药物的毒副作用,尤其是在服用头孢菌素类药、降糖药、镇静催眠药、治疗冠心病的药物、解热镇痛药以及某些降压药等药物时,切忌饮酒。

老年人服药期间不应饮酒

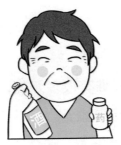

酒精通过影响药物的吸收及代谢,
降低药效或增加药物的毒副作用

降压药

头孢菌素类药

降糖药

镇静催眠药

治疗冠心病的药物

解热镇痛药

（2）有脑血管疾病、中风、老年性痴呆、癫痫、心功能不全、肝功能不全、胰腺炎、胃炎、胃或十二指肠溃疡、糖尿病、高脂血症、高血压、动脉粥样硬化、肝硬化、心律不齐、痛风、肿瘤等疾病的老年人不宜饮酒；有高尿酸血症的人不能大量饮用啤酒，以减少痛风发作的危险。

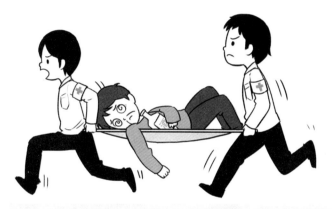

患以下疾病的老年人不宜饮酒

脑血管疾病	糖尿病
中风	高脂血症
老年性痴呆	高血压
癫痫	动脉粥样硬化
心功能不全	肝硬化
肝功能不全	心律不齐
胰腺炎	痛风
胃炎	肿瘤等
胃或十二指肠溃疡	

（3）对酒精敏感者以及营养不良的人也不宜饮酒。

（4）有些老年人为了御寒和催眠，喜欢在睡前喝酒，这也有隐患。老年人多有慢性病，睡前饮酒可能掩盖病情，使病情不能及时被发现而延误治疗，还会诱发或促进呼吸暂停，长期超量饮酒则会造成失眠、身体暂时性的缺水等。因此，老年人不宜睡前饮酒。

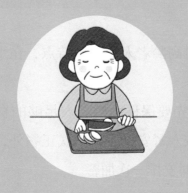

三、高龄和有特殊饮食需求
老年人应注意的营养问题

22.高龄老人应该特别注意的饮食问题有哪些?

答：针对高龄老人的生理特点，在平日的饮食上要注意合理安排：

（1）首先要保证高龄老人足够的食物摄入，要少量多餐，可按六餐安排，除三次正餐外，可在上午、下午、睡前1小时安排一次加餐。

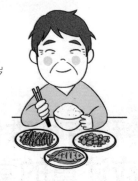

高龄老人 多指80岁以上的老年人

高龄老人器官生理功能往往更弱
——咀嚼功能和胃肠蠕动减弱；
——消化液分泌减少；
——不能很好地获取和利用所需要的食物

高龄老人的慢性病也更多
——更加需要注意膳食营养；
——以预防营养缺乏病的发生，维护健康

①主食方面多选软饭、稀粥、面条、面饼、馄饨、馒头等。

②多选择深色容易煮软的蔬菜，如菠菜、苋菜、白菜、胡萝卜、南瓜等。

③在动物性食物方面，可经常选择鱼虾、瘦肉和蛋类。

④每餐食物的量不宜过多，但可有多种食物。让老年人的消化能力足够应对所摄取的食物，不会感觉过饱，也不会有胃胀、食物不消化等不良感觉。

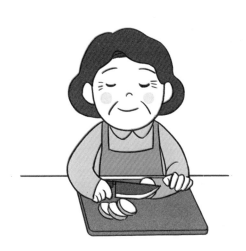

（2）其次要选择适当的烹调方法，使食物松软易消化。将食物切小切碎，并适当延长烹调时间。

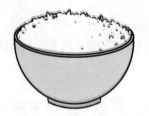

以蒸、煮的方法制成饭或粥，应避免捞蒸方式（即弃米汤后再蒸）以减少B族维生素的损失。

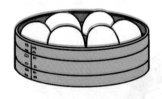

面粉一般用蒸、煮、烙的方法制作成面食，制作过程中应防止温度过高和加碱。

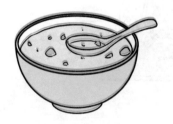

杂粮或粗粮中，含胚芽的糙米最适合煮成粥。

肉类食物可切成肉丝或肉片后烹饪，也可剁碎成肉糜制作成肉丸食用；鱼虾类可做成鱼片、鱼丸、鱼羹、虾仁等。

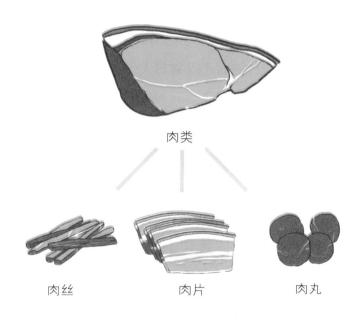

肉类

肉丝　　　　　　肉片　　　　　　肉丸

坚果、杂粮等坚硬食物可碾碎成粉或细小颗粒食用，如芝麻粉、核桃粉、玉米粉等。质地较硬的水果或蔬菜可粉碎榨汁食用。

23.独居老人应注意的营养问题有哪些？

答：（1）独居、孤寡老年人，平时用餐经常是能简单则简单，饱一餐、饥一餐也是常见现象。在子女回家团聚后，老年人又是守着剩饭剩菜吃几天。饮食不当，不良的心境，加之经常食用剩饭剩菜，可造成营养不良。有时老年人因喜好某种食物而连续数日大量进食，反而超过了机体的消化能力，影响健康。

（2）建议独居老人积极走出家门，到老人食堂、敬老餐桌等用餐地点与同伴一起进餐，分享多种食物，愉悦心情。

（3）对于生活自理有困难的老年人，建议采取专人陪伴用餐、辅助用餐、送餐上门等方法，保障食物摄入。

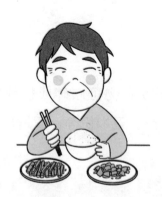

24.素食老年人应该怎样选择食物，保证营养？

答：老年人每日必须通过吃食物摄入40多种的营养素来满足人体需要，任何一种天然食物都不能提供老年人所需的全部营养素。要保障老年人的健康，应努力实现食物多样化，每天的膳食应包括谷薯类、蔬菜和水果类、畜禽鱼蛋奶类、大豆坚果类等食物。

（1）出于种种原因，有些老年人不吃动物性食物，这使得这部分老年人容易出现一些营养素不足的问题，因此，需要有意识地采取一些措施来保证营养需要。

（2）按照所戒食物种类的不同，可分为完全戒食动物性食物及其产品的全素人群；不戒食蛋奶类及其相关产品的蛋奶素人群。全素和蛋奶素人群膳食以谷类为主，谷类食物是素食者膳食能量的主要来源，在谷类食物的选择上注意食物多样化。应少购买精制米、精面粉，适当选购全谷物食物，如小米、全麦粉、嫩玉米、燕麦等。

（3）大豆是素食者的重要食物，是优质蛋白、不饱和脂肪酸的主要来源，因此素食者，特别是全素者应比

谷类食物
能量的主要来源

蔬菜、水果和菌菇类食物
含有丰富的维生素和矿物质

食用油
脂肪的主要来源

大豆及其制品
优质蛋白、不饱和酸和脂肪酸的主要来源

完全戒食动物性食物及其产品的全素人群

不戒食蛋奶类及其相关产品的蛋奶素人群

坚果粒食物
蛋白质、不饱和脂肪酸、维生素E、B族维生素和矿物质的良好补充来源

海藻类食物
含有$n-3$多不饱和脂肪酸

光照
有利于体内维生素D的合成

素食老年人的营养素来源

一般人群摄入更多的大豆及其制品，并适当选用发酵豆制品，如腐乳、豆豉、臭豆腐、豆瓣酱、酱油等。

（4）蔬菜、水果和菌菇类食物含有丰富的维生素和矿物质，应该成为素食者餐盘中的主要食物；花生、核桃、杏仁等坚果类食物是素食者蛋白质、不饱和脂肪酸、维生素E、B族维生素和矿物质的良好补充来源，素食者也应该经常食用。

（5）食用油是素食人群脂肪的主要来源，同时素食人群易缺乏$n-3$多不饱和脂肪酸，因此在选择食用油的时候注意选择富含$n-3$多不饱和脂肪酸的食用油，如亚麻籽油、大豆油、菜籽油、紫苏油等。此外，海藻类食物中也含有$n-3$多不饱和脂肪酸，素食者也应尽可能地吃一些海藻类食物。

（6）此外，素食人群也极易缺乏维生素D，除了食物的选择上注意之外，还要每天保证适量的光照，有利于体内维生素D的合成。

25.老年人怎么吃出好的睡眠?

答:睡眠问题是一直困扰老年人的一个大问题,睡眠质量的好坏直接影响到身心健康。大约有50%的老年人反映存在睡眠不良的问题。他们入睡所花的时间长,睡眠较浅,夜里频繁醒来,所以他们总的睡眠时间是减少的,晚上很早就感到困乏,清晨早早就起,睡眠质量不佳。

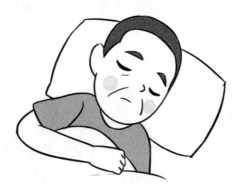

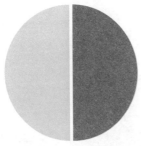

大约有50%的老年人反映存在睡眠不良的问题
- 入睡所花的时间长
- 睡眠较浅
- 夜里频繁醒来

影响睡眠质量的因素：

（1）良好的饮食习惯对好的睡眠质量有很大的帮助。饥饿或者饱胀都会影响睡眠的质量。因此，老年人一方面不能因为考虑控制肥胖、血脂高等慢性疾病而过度节食，另一方面晚上的正餐不应太晚，加餐更不宜过多或进食难消化的食物。

（2）饮茶在我国有着悠久的历史，并被证明对健康有益，但多数老年人不宜饮用浓茶，睡前更不要饮用茶等易引起兴奋的饮品。

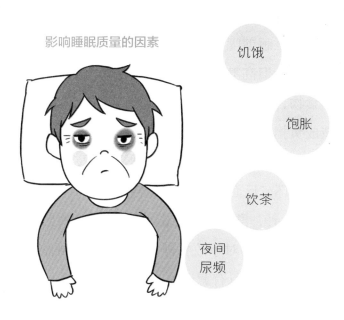

影响睡眠质量的因素

饥饿

饱胀

饮茶

夜间
尿频

（3）夜间尿频会影响睡眠质量。但充足的饮水对老年人健康十分重要。有些老年人从晚饭开始就不敢喝水，吃含水多的饭菜。实际上，可以根据入睡时间，提前安排晚餐时间，并可适量食用有促进尿液排出作用的芹菜、冬瓜等蔬菜，使得入睡前能顺利排尿。此外，还应注意入睡环境的湿度，避免过于干燥。

（4）有些老人在睡前有少量饮酒以催眠的习惯。由于个人体质和对酒精代谢能力的差异，并不推荐这种方式。实际上，牛奶中富含钙质和蛋白质。钙具有安神的作用，色氨酸有助于产生睡意，糖可刺激血管收缩素的分泌，所以睡前喝一小杯牛奶搭配少量饼干或面包，有助于睡眠。但高糖类食物切不可多食，睡前过多食用高糖类食物，能量得不到消耗，就会转化成脂肪，对胃肠道造成负担，还易导致身体肥胖。此外，睡前不要单独喝热牛奶，因为牛奶中有丰富的蛋白质，加热之后，促进血液循环，反而起到提神的作用。

（5）此外，酸枣仁、蜂蜜、蜂王浆、百合、灵芝、小麦、糯米等食物对于改善睡眠质量有很好的效果。老年人在平时饮食可以有意识地吃些这类食物。

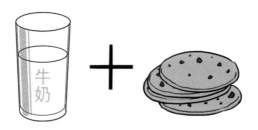

牛奶中富含钙质和蛋白质

　　钙具有安神的作用，色氨酸有助于产生睡意，糖可刺激血管收缩素的分泌，所以睡前喝一小杯牛奶搭配少量饼干或面包，有助于睡眠。

睡前不要单独喝热牛奶

　　因为牛奶中有丰富的蛋白质，加热之后，促进血液循环，反而起到提神的作用。

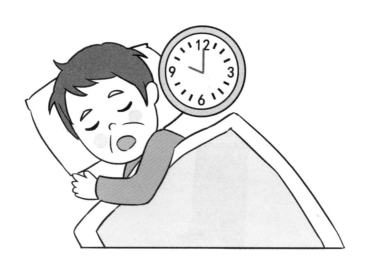

26.老年人如何保持适宜体重？

答：老年人的体重与健康状况密切相关，体重过高或过低都会影响健康。

（1）体重不足可使机体抵抗力下降、易患营养缺乏病（如贫血、骨质疏松、消瘦）、骨折并会有较高的病死率，所以"千金难买老来瘦"的说法并不科学。

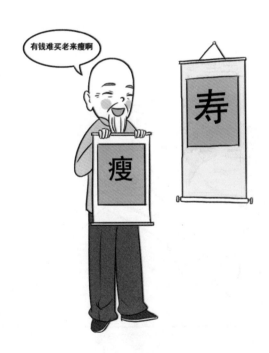

（2）体重过高，也会增加发生肥胖、糖尿病、高血压、高脂血症、痛风等慢性疾病的风险。

（3）对于超重和轻度肥胖的老年人不鼓励减重，对于肥胖的老年人也不能采取剧烈的方式在短期内降低体重；切忌在短时间内使体重出现大幅度变化。

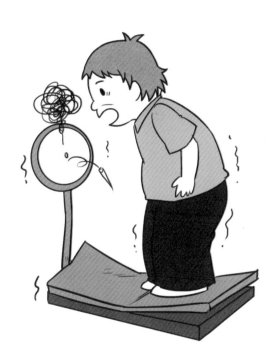

老年人如何保持适宜体重？

　　每周或者至少每月要测量一次体重。经常了解自己的体重，适时不断调整饮食和运动量，努力保持体重稳定在正常范围内。

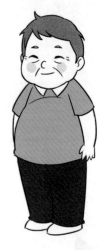 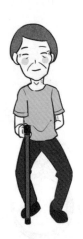

肥胖老人
- 蔬菜、水果、果胶、魔芋食品等低能量食品，可自由选择进食
- 要少吃油脂、糖果、甜点心，少喝白酒、含糖饮料等高能量食物
- 每餐吃七八成饱
- 运动要坚持，步行是肥胖老人最好的健身方式

对消瘦老人
- 除一日三餐外，可有2～3次加餐
- 通过增加餐次和食物花色品种，增加食物摄入量
- 适当运动，增进食欲，促进食物的消化吸收

27.老年人如何保持肌肉健康？

答：保持老年人肌肉的健康的重要性：

（1）肌肉减少症是与年龄增加相关的骨骼肌量减少并伴有肌肉力量和（或）肌肉功能减退的病症。

（2）50岁后骨骼肌量平均每年减少1%～2%。因此，老年人易出现肌肉减少，从而导致走路时抬脚不高、步幅不大、行走缓慢、步态不稳的现象。下肢肌力的显著减退直接影响到平衡功能，大大增加跌倒危险。

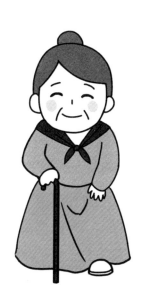

老年人如何保持肌肉健康？

（1）吃动结合是保持老年人肌肉健康的重要方法。 常吃富含优质蛋白的动物性食物，尤其是红肉、乳类及大豆制品。老年人蛋白质的适宜摄入量为平均每天1.0克/千克体重～1.5克/千克体重，且这些食物宜分散至三餐食用。

（2）增加户外活动时间、多晒太阳并适当增加动物肝脏、蛋黄等维生素D含量较高食物的摄入。可在医生或营养师的指导下补充维生素D。

（3）进行举沙袋、举哑铃、拉弹力绳等带抗阻运动20分钟～30分钟，每周≥3次。增加日常身体活动量，减少静坐或卧的时间。活动时应注意量力而行，动作舒缓，避免碰伤、跌倒等事件发生。

带抗阻运动20分钟～30分钟，每周≥3次

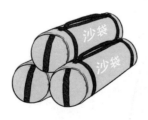

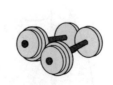

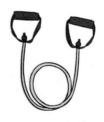

举沙袋　　　　　　举哑铃　　　　　　拉弹力绳等

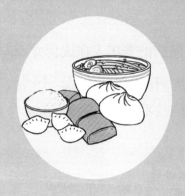

四、老年患者的饮食

28.患糖尿病的老年人在饮食方面应该注意什么？

答：患糖尿病的老年人在饮食方面应加以注意。

（1）细粮与粗粮相互调配：不同的食物进入人体后产生的血糖反应是不同的。

食物品种	胃肠道反应	对血糖的影响
精白馒头、精制糕点、白米饭，土豆泥、西瓜、红枣等食物	在胃肠道消化吸收快	引起餐后血糖快速上升
粗粮	进入胃肠道后消化速度缓慢	血糖上升较缓，有利于血糖控制

细粮与粗粮相互调配，如白米面中加入杂粮豆类制成花式食品：赤豆饭、荞麦饭、杂粮面点（玉米面条、绿豆挂面、窝窝头、杂粮馒头）、腊八粥等。这样既可降低餐后血糖，又增加花式品种，改善了口感。

（2）多吃绿色蔬菜和纤维含量多的食品：如苦瓜、芹菜、竹笋、木耳、菌菇、海带等，与主食一起食用可降低餐后血糖，同时有助于控制血糖和调节血脂。

（3）注意合理选用水果，益处良多：一些患有糖尿病的老人不敢吃水果，认为水果含糖高，害怕吃后引起血糖升高，这是认识误区，其实如果注意合理选用水果，益处良多。

含糖量较低的水果（<10%），适于一些血糖较高、病情不很稳定的患者。

| 杏 | 李 | 柚 | 枇杷 | 木瓜 | 柠檬 | 草莓 |

对一些血糖较高、病情不稳定的患者，食用含糖量高的水果时，每次食用量一定要减少。

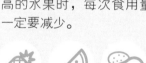

| 菠萝 | 西瓜 | 芒果 |

早餐　　　　　中餐　　　　　晚餐

● 吃水果的时间最好选在两餐之间
● 饥饿时或者体力活动之后
水果也可作为能量和营养素的适当补充

29.老年人多吃粗粮能降糖吗?

答:血糖就是血液中的葡萄糖,其来源主要是谷类、薯类、水果和甜食中的碳水化合物、蔗糖和葡萄糖等。一般情况下,在进食后0.5小时~1小时血糖达到高峰,2小时又恢复餐前水平。血糖的调节主要由胰岛素来完成,胰岛素分泌绝对不足或相对不足就会引起血糖含量的升高。

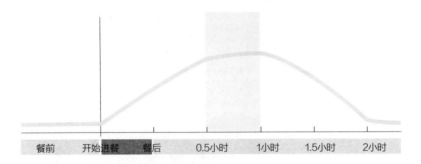

| 餐前 | 开始进餐 | 餐后 | 0.5小时 | 1小时 | 1.5小时 | 2小时 |

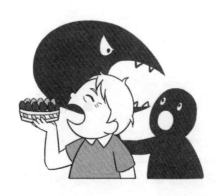

（1）要很好地控制血糖，首先要了解单糖、双糖、淀粉、膳食纤维等食物中的糖类成分对血糖水平的影响。这里有个指标叫食物"血糖生成指数"，"血糖生成指数"高的食物多为含容易吸收的单糖、双糖量高的食物，所以，有高血糖的老年人在选择食物上应多选择"血糖生成指数"低的食物。粗粮从食物种类上来讲属于低血糖生成指数食物，可以有效的控制血糖升高。

（2）影响食物"血糖生成指数"的因素除了食物种类外，还有食物的加工方法、细胞是否完整、含水量以

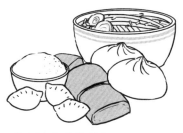

"血糖生成指数"
高的食物

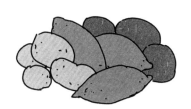

"血糖生成指数"
低的食物

不容易吸收

容易吸收

适合高血糖的老年人

及是否和其他食物搭配等多重因素。食物颗粒越细越易消化吸收，"血糖生成指数"升高越快。如红薯、土豆做成泥糊状食物时"血糖生成指数"上升，而做成大块蒸煮烹调"血糖生成指数"较低。淀粉类食物加工时间越长，温度越高，水分越多，糊化程度就越高，"血糖生成指数"也随之上升。所以不能单纯地说粗粮就可以降低血糖，还要有正确的加工方式，合理的搭配，才能有效地控制血糖。

（3）即使是低"血糖生成指数"的食物也不可过量食用，过量食用也会引起血糖的升高。

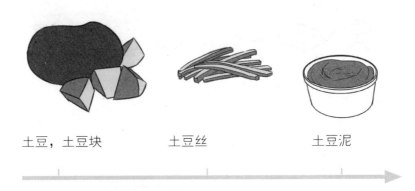

土豆，土豆块　　　　土豆丝　　　　　土豆泥

淀粉类食物加工时间越长，温度越高，水分越多，糊化程度就越高，"血糖生成指数"也随之上升。

30.高血压老年患者在饮食方面应该注意什么？

答：高血压老年患者在饮食方面应加以注意。

（1）长期饮酒、膳食中的高盐低钾是导致我国居民高血压患病率逐年增高的重要因素。

（2）老年人味觉减退，对咸味不敏感，当感到咸味时钠的摄入量往往已经超量了。可将盐用量具量出，每餐按量

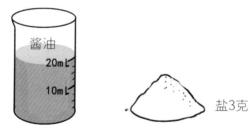

盐3克

一般20毫升酱油中含有3克食盐

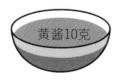

盐1.5克

10克黄酱中含盐1.5克

如果菜肴需要用酱油和酱类，应按比例减少食盐用量。

添加。

（3）除食盐外，还要考虑钠的其他来源，包括用盐腌制的食物，如咸蛋、咸鱼、腊肉、酱菜等；食物本身所含的钠；加工时添加的钠，如味精、发酵粉、食用碱等，这些食物尽量少食用。

（4）应多食用高钾低钠的食物，特别是多吃蔬菜和水果来增加钾的摄入量，如苦荞麦、马铃薯、黄豆、红心萝卜、白菜苔、冬瓜、黄瓜、柑、橘、苹果等。

（5）多选用鱼类、大豆及其制品为蛋白质的来源，减

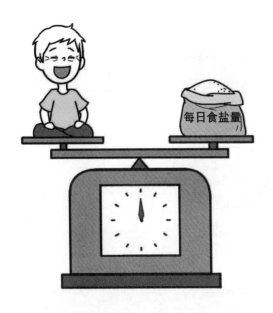

少膳食中的脂肪摄入量，这些对于防治高血压都十分有利。

（6）茶叶中除了含有多种维生素与微量元素外，还有茶多酚，有利尿和降压的作用，但是不宜饮浓茶。

（7）对高血压患者有益的食物还有如芹菜、洋葱、大蒜、菠菜、山楂、西瓜、香蕉、桃、梨、菊花、海带、木耳等。

（8）在烹调方法上，主要以氽、煮、拌、炖、卤等制法为主，烹制菜肴时放少许醋，可提高菜肴的鲜香味，减少用盐量。烹制菜肴时如果加糖会掩盖咸味。因此烹调要多醋少糖。

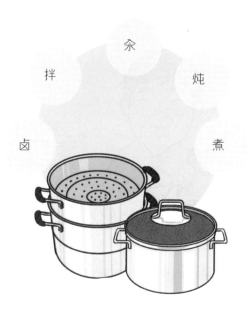

31. 贫血的老年人在饮食方面应该注意什么？

答：老年人贫血情况十分常见，产生的原因可能是单一的，也可能是综合性的，与慢性病和营养状况密切相关。

（1）贫血的老年人在膳食方面应该做到食物多样化，增加食物摄入量，一日至少安排三餐，食欲差的，可采用少食多餐的原则。要做到餐餐荤素搭配，荤食中有肉、鱼、禽类食物，素食中有新鲜蔬菜和水果。

（2）对于缺铁性贫血的老年人，在食物的选择上尽量选择含铁丰富以及铁吸收率高的食物。

动物性食品是膳食中铁的良好来源，吸收利用率高

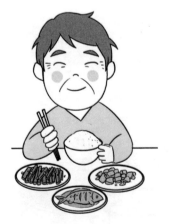

植物性食物中铁的利用率差，一些新鲜水果和绿叶蔬菜中富含的维生素C有助于提高铁的吸收率

一日三餐，要做到餐餐荤素搭配

（3）要尽可能减少一些不利于食物中铁吸收的因素，如在食用时可将含草酸多的菠菜、茭白等放入沸水中焯一下，然后再烹制；谷类经发酵可减少植酸含量，因此主食可用馒头、包子等发面主食。

（4）吃饭前后1小时内不宜饮用浓茶、咖啡。

（5）食物强化是防治缺铁性贫血经济、有效的方法，如强化铁的酱油、强化铁的面粉和制品等。

（6）许多贫血的老年人，除了膳食营养素摄入不足以外，还有其他慢性疾病，需要到医院查明病因，积极治疗原发性疾病。

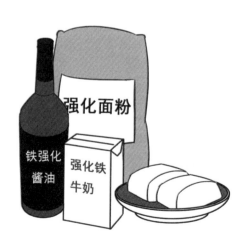

32.患痛风老年人如何合理饮食?

答:患痛风老年人应合理饮食。

(1)痛风与高蛋白及高嘌呤膳食、饮酒及高血压或心脏病患者长期服用利尿剂等因素都息息相关。通过调节饮食,防止肥胖,限制嘌呤的摄入,促进体内尿酸的排泄,进而减少痛风的发作。

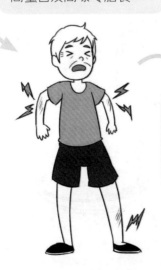

痛风的发作的原因
高血压或心脏病患者
长期服用利尿剂
饮酒
高蛋白及高嘌呤膳食

减少痛风的发作的办法
促进体内尿酸的排泄
限制嘌呤的摄入
防止肥胖
调节饮食

（2）肥胖者应限制总能量的摄入，使体重逐渐降至理想体重范围。痛风病人常常合并有高血压、动脉硬化、脂肪肝、胆结石等，应选择不肥腻的食物，使用少油的烹调方法，限制脂肪的摄入。

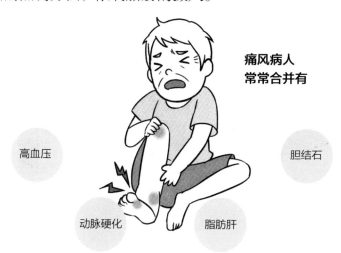

**痛风病人
常常合并有**

高血压

胆结石

动脉硬化

脂肪肝

（3）严禁饮酒，一次过量饮酒可诱发痛风发作，经常饮酒会加速嘌呤合成，导致高尿酸血症，因此应禁酒。

（4）尽量避免高嘌呤的食物，如动物肝脏、脑、肾、火锅汤、浓肉汤等，多选择低嘌呤食物，如奶类、蛋类、豆腐、水果、蔬菜、谷类等。而合理的烹调方法也可以减少食物中嘌呤的含量，如将肉类食物先煮，弃汤后再烹调。

（5）辣椒、胡椒、花椒、芥末、生姜等调料会诱使痛风急性发作，应尽量避免食用。

（6）在限制不利食物之外，还应通过摄入某些食物促进体内有害物质的排出，以保障痛风病人的健康。

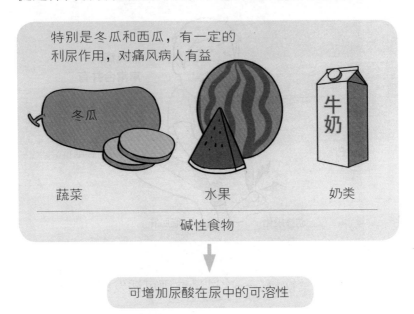

特别是冬瓜和西瓜，有一定的利尿作用，对痛风病人有益

冬瓜

牛奶

蔬菜　　　　　水果　　　　　奶类

碱性食物

可增加尿酸在尿中的可溶性

（7）保证痛风病人的食物中含有充足的维生素C。

（8）多饮水，如果病人心肺功能正常，每天液体的摄入量要达到2500毫升～3000毫升。应尽量选择白开水、淡茶水等。而浓茶、咖啡、可可等饮料可能会引起痛风发作，故要避免饮用。

33.怎么吃才能缓解老年人便秘？

答：老年人便秘的原因如下：

（1）一般大便间隔超过48小时，即视为便秘；这是一种症状，而非一种疾病。随着年龄的增加，便秘的问题也会增加，并且多见于女性。引起便秘的原因有很多种，有痉挛性的、阻塞性的、无力性便秘等。老年人患便秘很常见，多为无力性的，但是在诊断之前，先排除器质性病变所引起的便秘。

（2）无力性便秘是由腹壁及肠道肌肉收缩无力造成的，在老年人及久病卧床的病人中比较常见。

通过调整膳食结构、改变生活方式有助于解决便秘的问题

（1）要多饮水，每天早上空腹喝一杯300毫升～400毫升的温开水，每天饮用6～8杯水，保证补充足够的液体。但是，这也是要根据个体差异以及环境而决定的。天气干燥的时候，就需要多饮用水。当老年人出汗较多时也需要多补充水分。此外，也可以通过摄入一些水分含量比较高的蔬菜水果来补充身体所需的液体。

引起便秘的原因

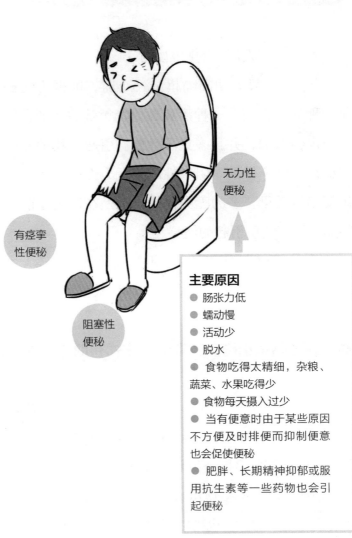

无力性
便秘

有痉挛
性便秘

阻塞性
便秘

主要原因

● 肠张力低

● 蠕动慢

● 活动少

● 脱水

● 食物吃得太精细，杂粮、蔬菜、水果吃得少

● 食物每天摄入过少

● 当有便意时由于某些原因不方便及时排便而抑制便意也会促使便秘

● 肥胖、长期精神抑郁或服用抗生素等一些药物也会引起便秘

（2）要增加食物中膳食纤维的摄入，食物要多样化，粗细要搭配。粗杂粮每天100克，绿叶蔬菜每天不少于300克，水果不少于200克，肉类等油腻的食物适量摄入。食物中富含膳食纤维的有全麦、燕麦、大豆、玉米、红薯、苹果、香蕉、草莓、魔芋、菠菜、芹菜、韭菜、白萝卜等。此外，还需要限制摄入强烈刺激性的食物，如辣椒、芥末等。

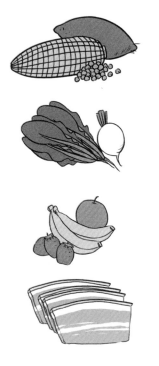

粗杂粮每天100克

绿叶蔬菜每天不少于300克

水果不少于200克

肉类等油腻的食物适量摄入

（3）在调节饮食结构的同时，健康的生活方式也同样重要。生活起居要规律，心情舒畅，每天坚持适量的运动。根据老年人的生理特点，耐力型有氧运动比较适合老年人，根据自身的体况可选择步行、慢跑、跳舞、门球、太极等运动进行锻炼。

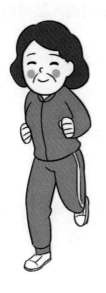

步行每天坚持6千步
最多不超过1万步

（4）在调整膳食结构，建立健康生活方式之外，还应该注意合理服用药物。由于老年人身患多种慢性疾病，平时服用药物较多，应在医生的指导下合理服用，同时配合饮食治疗。只有多管齐下，才能彻底纠正困扰老年人已久的便秘问题。

34.老年人喝骨头汤补钙吗?

答:很多老年人都相信"以形补形"的说法,经常会煲一锅大骨汤来补钙。其实这样做并不科学。

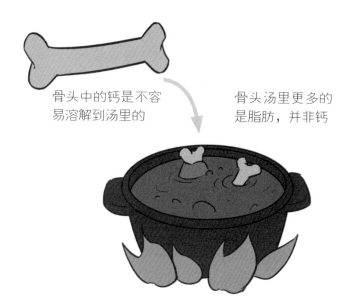

骨头中的钙是不容易溶解到汤里的

骨头汤里更多的是脂肪,并非钙

(1)老年人增加钙摄入最好的方法是摄入牛奶及其奶制品。同时,还要注重维生素D的补充,以协助吸收。多到户外接触阳光增加维生素D的合成,有利于促进钙质的利用。

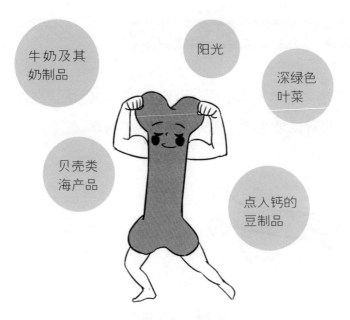

牛奶及其奶制品

阳光

深绿色叶菜

贝壳类海产品

点入钙的豆制品

（2）钠摄入过多会促进尿钙排出增多，因此，要控制食盐的摄入。

（3）低蛋白或是高蛋白饮食都能造成钙吸收利用不足，从而对骨骼健康产生不利影响。因此，要参照膳食指南，食用适量的动物性食物。

（4）深绿色叶菜、贝壳类海产品、点入钙的豆制品等都是钙的良好来源。

（5）如果平日膳食中未能摄入充足的钙，也可以选择钙补充剂。但是应注意摄入过多的钙对健康不利，最好分次随餐食用钙制剂。

35.什么食物有利于老年人补脑?

答:老年人神经系统的变化主要表现为脑重量减轻和神经元细胞数量减少。脑神经、神经胶质的发育、更新及正常功能的维持,均需要足够的营养物质。因此,饮食对延缓大脑衰老有着十分重要的作用。

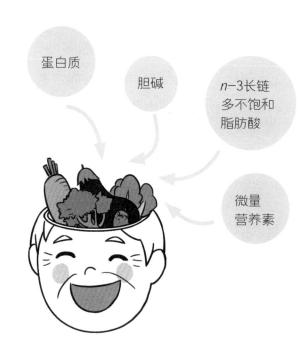

蛋白质

胆碱

n-3长链
多不饱和
脂肪酸

微量
营养素

（1）很多营养素对维持大脑健康十分重要，如蛋白质，它是脑细胞的主要成分之一，仅次于脂质。蛋白质中的氨基酸在脑内使用3个小时就要更新，所以要摄取充足的，富含优质蛋白的食物，如蛋类、鱼、禽、大豆及其制品等。

（2）卵磷脂中的胆碱可以增强脑活力，延缓脑衰老，提高记忆力，保证神经系统的信息传递。胆碱缺乏可能造成神经细胞凋亡和脑细胞萎缩。蛋黄、大豆、鱼头、芝麻、动物肝脏、鳗鱼等都含有卵磷脂，其中大豆、蛋黄和动物肝脏中卵磷脂的营养及含量比较完整。

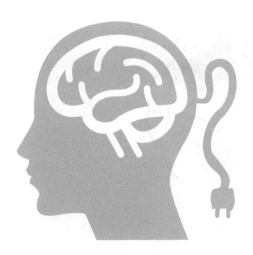

胆碱的功能
- 增强脑活力
- 延缓脑衰老
- 提高记忆力
- 保证神经系统的信息传递

（3）*n*-3长链多不饱和脂肪酸是脑细胞膜上的重要结构成分，对延缓大脑衰老十分重要，深海鱼类的脂肪中*n*-3长链多不饱和脂肪酸含量较高。

（4）微量营养素对维护良好的脑结构和功能也很重要。

微量营养素	作用	适合的食物
维生素C	可以促进脑细胞结构坚固，摄入足量的维生素C能使神经细管通透性转好，从而提高脑力	猕猴桃、西红柿、辣椒、橘子等一些颜色比较鲜艳的蔬菜水果含丰富的维生素C
B族维生素	可以帮助脑内蛋白质代谢，保障脑的正常功能，防止精神疲劳，同时还可以增加记忆功能	小米、玉米、大豆以及一些黄色的蔬菜水果富含B族维生素
维生素E、镁、钙等	营养素均对延缓大脑衰老有益	

在均衡饮食的基础上，适当增加有益的营养素，对延缓大脑衰老十分有益。

参考文献

[1] 中国营养学会.中国居民膳食指南(2016).北京:人民卫生出版社,2016.

[2] WS/T 556—2017 老年人膳食指导

[3] 孙建琴,黄承钰,莫宝庆,等.老年营养学.上海:复旦大学出版社,2012:222-223.

[4] 中国营养学会老年营养分会.肌肉衰减综合征营养与运动干预中国专家共识(节录).营养学报,2015,37(4):320-324.

[5] 中国营养学会.中国老年人膳食指南.济南:山东美术出版社,2013:201-302.

[6] 中国发展研究基金会.中国老年人营养与健康报告.北京:中国发展出版社,2016:94-102.